Das Achtsamkeitsprinzip:

Bewusster leben, besser entspannen

Stefan Kronas

Impressum:

Kronas Marketing und Publishing

Stefan Kronas

Deutenhausenerstr. 1A

82362 Weilheim

INHALTSVERZEICHNIS

Kapitel 1

EINFÜHRUNG IN ACHTSAMKEIT UND STRESS

Definition und Grundlagen der Achtsamkeit

Achtsamkeit ist eine geistige Praxis, die ihren Ursprung in buddhistischen Meditationstraditionen hat. Sie beinhaltet das bewusste Wahrnehmen und Akzeptieren der gegenwärtigen Erfahrungen und Empfindungen ohne Bewertung. Dieser Ansatz hilft, die Realität klarer zu sehen und eine tiefere Verbindung zum gegenwärtigen Moment herzustellen.
Achtsamkeit bedeutet, die Aufmerksamkeit auf den gegenwärtigen Moment zu richten, sei es beim Atmen, Gehen oder Essen. Es geht darum, alle Sinneswahrnehmungen, Gedanken und Emotionen zu beobachten, ohne sie zu bewerten oder sich von ihnen mitreißen zu lassen.

Wie Stress funktioniert: Ursachen und Auswirkungen

Stress entsteht, wenn eine Person eine Situation als bedrohlich oder überfordernd empfindet und darauf mit einer 'Kampf-oder-Flucht'-Reaktion reagiert. Diese Reaktion ist ein tief verwurzelter Mechanismus, der in Gefahrensituationen das Überleben sichert. In der heutigen Zeit, in der physische Bedrohungen seltener sind, wird diese Reaktion oft durch psychische Stressfaktoren wie Arbeit, finanzielle Sorgen oder zwischenmenschliche Konflikte ausgelöst.

Langfristiger Stress kann zu einer Vielzahl von gesundheitlichen Problemen führen, darunter Herz-Kreislauf-Erkrankungen, Schlafstörungen, Verdauungsprobleme und ein geschwächtes Immunsystem. Auch psychische Auswirkungen wie Angstzustände und Depressionen sind häufige Folgen von anhaltendem Stress.

Die Rolle der Achtsamkeit im Umgang mit Stress

Die Praxis der Achtsamkeit bietet einen wirksamen Ansatz, um mit Stress umzugehen. Indem sie uns lehrt, unsere Aufmerksamkeit bewusst zu steuern und den gegenwärtigen Moment wahrzunehmen, ermöglicht sie eine tiefere Einsicht in unsere Reaktionen und Gedankenmuster. Dieses Bewusstsein ist der erste Schritt, um stressbedingte Automatismen zu unterbrechen und bewusster auf Stressoren zu reagieren.

Achtsamkeit hilft, Distanz zu stressverstärkenden Gedanken und Emotionen zu schaffen. Durch diese Distanz können wir erkennen, dass Gedanken und Gefühle vergänglich sind und nicht die gesamte Realität darstellen. Diese Erkenntnis kann dazu beitragen, die Intensität der Stressreaktion zu reduzieren und eine gelassenere Haltung im Alltag zu entwickeln.

Wissenschaftliche Unterstützung für Achtsamkeit als Stressbewältigung

In zahlreichen wissenschaftlichen Studien wurde die Wirksamkeit von Achtsamkeit bei der Stressreduktion untersucht und bestätigt. Diese Studien zeigen, dass regelmäßige Achtsamkeitsübungen zu einer Abnahme der Symptome von Stress und Angst führen können. Sie betonen auch die positiven Auswirkungen auf die emotionale Regulation und das allgemeine Wohlbefinden.

Einer der Schlüsselaspekte, die Achtsamkeit so effektiv machen, ist ihre Fähigkeit, die Selbstwahrnehmung zu erhöhen. Dies fördert ein tieferes Verständnis der eigenen Reaktionen und ermöglicht es, stressige Situationen aus einer balancierteren Perspektive zu betrachten.

Integration der Achtsamkeit in den Alltag

Die Integration der Achtsamkeitspraxis in den täglichen Lebensrhythmus kann eine Herausforderung sein, doch sie ist der Schlüssel zur effektiven Stressbewältigung. Es geht darum, regelmäßige Momente der Achtsamkeit zu schaffen, in denen wir uns bewusst Zeit nehmen, um in den gegenwärtigen Moment einzutauchen. Dies kann durch formelle Praktiken wie Meditation oder durch informelle Übungen wie achtsames Gehen oder Essen geschehen.

Ein wichtiger Aspekt dabei ist die Kontinuität. Selbst kurze, aber regelmäßige Achtsamkeitsübungen können bedeutende Auswirkungen auf unsere Fähigkeit haben, mit Stress umzugehen. Sie fördern eine ruhigere, ausgeglichenere Grundhaltung und helfen uns, reaktive Muster, die zu Stress beitragen, zu erkennen und abzubauen.

Achtsamkeit in der modernen Welt

In unserer schnelllebigen, technologiegetriebenen Welt wird die Praxis der Achtsamkeit immer relevanter. Die ständige Konfrontation mit Informationen und Ablenkungen kann zu einem erhöhten Stressniveau führen. Achtsamkeit bietet einen Gegenpol zu dieser Überstimulation, indem sie uns ermutigt, langsamer zu werden und den gegenwärtigen Moment vollständig zu erleben.

Die Verbreitung von Smartphones und Apps hat auch dazu geführt, dass Achtsamkeitsübungen leichter zugänglich und integrierbar in den Alltag sind. Viele Menschen nutzen Achtsamkeits-Apps, um regelmäßige Meditationen zu praktizieren oder sich an die Wichtigkeit des Innehaltens zu erinnern

Kapitel 2

HISTORISCHER UND KULURELLER KONTEXT VON ACHTSAMKEIT

Ursprünge der Achtsamkeit in verschiedenen Kulturen

Achtsamkeit, wie wir sie heute kennen, hat ihre Wurzeln in alten Traditionen, hauptsächlich im Buddhismus. Der buddhistische Ansatz zur Achtsamkeit betont das bewusste Wahrnehmen des gegenwärtigen Moments, frei von Bewertungen und Begierden. Diese Praxis wurde ursprünglich entwickelt, um Leiden zu mindern und zu innerem Frieden zu führen.

Jedoch ist Achtsamkeit nicht ausschließlich eine buddhistische Praxis. Elemente der Achtsamkeit finden sich auch in anderen Kulturen und Religionen, einschließlich des Hinduismus, des Taoismus und in christlichen Kontemplationstraditionen. In all diesen Traditionen ist das Ziel ähnlich: eine tiefere Verbundenheit mit dem gegenwärtigen Moment und ein erhöhtes Bewusstsein für die eigene Existenz und Umwelt zu erreichen.

Die Evolution von Achtsamkeit in der modernen Gesellschaft

In den letzten Jahrzehnten hat Achtsamkeit einen bemerkenswerten Wandel durchgemacht. Ursprünglich als spirituelle Praxis verstanden, ist sie heute ein weit verbreitetes Werkzeug in der Psychologie, im Gesundheitswesen und sogar in der Unternehmenswelt. Dieser Wandel begann in den 1970er Jahren, als Achtsamkeitsbasierte

Stressreduktion (MBSR) entwickelt wurde, um Menschen mit chronischen Schmerzen und Stress zu helfen.

Seitdem hat die Popularität von Achtsamkeit stetig zugenommen. In der westlichen Welt wird sie häufig losgelöst von ihren religiösen Wurzeln praktiziert und als Methode zur Verbesserung der mentalen und physischen Gesundheit angesehen. Diese Säkularisierung hat Achtsamkeit einer breiteren Öffentlichkeit zugänglich gemacht und ihre Anwendung in verschiedenen Lebensbereichen gefördert.

Achtsamkeit im Kontext unterschiedlicher Kulturen

Achtsamkeit ist ein universelles Konzept, das sich in verschiedenen Formen in vielen Kulturen weltweit manifestiert. In afrikanischen und indigenen Kulturen zum Beispiel wird oft ein tiefes Bewusstsein für den gegenwärtigen Moment und eine Verbundenheit mit der Natur gelehrt. Diese Praktiken betonen die Bedeutung von Gemeinschaft und kollektivem Wohlbefinden, was zeigt, dass Achtsamkeit nicht nur ein individuelles, sondern auch ein soziales Phänomen sein kann.

In westlichen Gesellschaften wurde die Praxis der Achtsamkeit oft an den hektischen und leistungsorientierten Lebensstil angepasst. Hier wird sie häufig als Mittel zur Steigerung der Produktivität und zur Verbesserung des persönlichen Wohlbefindens eingesetzt. Diese Adaption zeigt, wie flexibel und anpassungsfähig die Achtsamkeitspraxis ist und wie sie sich in unterschiedlichen kulturellen Kontexten entwickeln und verändern kann.

Globalisierung und ihre Auswirkungen auf Achtsamkeit

Mit der fortschreitenden Globalisierung hat sich auch die Verbreitung und Wahrnehmung von Achtsamkeit verändert. Der einfache Zugang zu Informationen über das Internet und soziale Medien hat zu einer schnelleren und weitreichenderen Verbreitung achtsamkeitsbasierter Techniken geführt. Dies hat einerseits zu einer größeren Akzeptanz und Popularität geführt, aber auch zu Kritik an der Kommerzialisierung und Vereinnahmung der Achtsamkeit für kommerzielle Zwecke.

Die Globalisierung hat auch die Notwendigkeit verstärkt, Achtsamkeit in verschiedenen kulturellen Kontexten zu betrachten und anzupassen. Es ist wichtig, die Ursprünge und tiefen Bedeutungen von Achtsamkeit zu respektieren und gleichzeitig ihre Anwendbarkeit in der modernen, vielfältigen Welt zu erkennen.

Die Verbindung von Achtsamkeit mit anderen philosophischen und spirituellen Praktiken

Neben ihren Wurzeln in östlichen Religionen und Philosophien hat Achtsamkeit auch Berührungspunkte mit westlichen philosophischen Strömungen. Beispielsweise gibt es Parallelen zur stoischen Philosophie, die ebenfalls die Bedeutung der Kontrolle über innere Zustände und die Akzeptanz des gegenwärtigen Moments betont. Diese Verknüpfungen zeigen, dass Achtsamkeit kein isoliertes Konzept ist, sondern Teil einer umfassenderen menschlichen Suche nach Sinn, Selbstverständnis und innerem Frieden.

Achtsamkeit in der Kunst und Kultur

Achtsamkeit hat auch Eingang in die Kunst- und Kulturszene gefunden. Viele moderne Künstler und Schriftsteller nutzen Achtsamkeitskonzepte, um ihre Werke zu gestalten und tiefere emotionale und geistige Erfahrungen zu vermitteln. In der Musik, Malerei, Literatur und sogar im Film finden sich Elemente der Achtsamkeit, die dazu beitragen, ein breiteres Bewusstsein und eine tiefere Wertschätzung für den Moment zu fördern.

Achtsamkeit im Bildungswesen

In den letzten Jahren hat sich Achtsamkeit auch im Bildungswesen etabliert. Schulen und Universitäten weltweit integrieren achtsamkeitsbasierte Praktiken in ihre Curricula, um Stress bei Schülern und Studenten zu reduzieren und die Konzentrationsfähigkeit zu verbessern. Diese Entwicklung zeigt, wie Achtsamkeit in verschiedenen Altersgruppen und gesellschaftlichen Bereichen angewendet werden kann, um das Wohlbefinden und die Lebensqualität zu fördern.

Kapitel 3

WISSENSCHAFTLICHE GRUNDLAGEN DER ACHTSAMKEIT

Studien und Forschungsergebnisse

In den letzten Jahrzehnten hat die wissenschaftliche Forschung signifikante Erkenntnisse über die Vorteile der Achtsamkeit geliefert. Zahlreiche Studien haben gezeigt, dass regelmäßige Achtsamkeitspraxis zu Verbesserungen in verschiedenen Bereichen führen kann, darunter Stressreduktion, emotionale Regulation und sogar physische Gesundheit.
Eine der Schlüsselstudien auf diesem Gebiet ist die Forschung zur Achtsamkeitsbasierten Stressreduktion (MBSR), die eine signifikante Verringerung von Stresssymptomen und eine Verbesserung des allgemeinen Wohlbefindens bei den Teilnehmenden zeigte. Weitere Studien haben aufgezeigt, dass Achtsamkeit positive Effekte auf das Gehirn hat, indem sie die Struktur und Funktion von Bereichen verbessert, die mit Aufmerksamkeit, Empathie und emotionaler Regulation verbunden sind.

Neurologische Vorteile von Achtsamkeit
Neurowissenschaftliche Forschungen haben tiefgreifende Einsichten in die Auswirkungen der Achtsamkeit auf das Gehirn geliefert. Diese Studien zeigen, dass regelmäßige Achtsamkeitspraxis die Dichte der grauen Substanz in Bereichen des Gehirns erhöhen kann, die für Gedächtnis, Lernen und Selbstbewusstsein verantwortlich sind.

Ebenso wurde festgestellt, dass Achtsamkeit die Aktivität in Teilen des Gehirns verändert, die mit der Verarbeitung von Stress und Angst in Verbindung stehen. Diese Veränderungen können zu einer verbesserten Stressbewältigung und einer geringeren Reaktivität auf negative Reize führen.

Die Rolle der Achtsamkeit in der modernen Medizin

Achtsamkeit hat sich als wertvolles Werkzeug in der modernen Medizin etabliert, insbesondere im Bereich der psychischen Gesundheit. Therapieformen wie die Achtsamkeitsbasierte Kognitive Therapie (MBCT) werden zunehmend zur Behandlung von Depressionen, Angststörungen und anderen psychischen Erkrankungen eingesetzt. Diese Ansätze nutzen die Prinzipien der Achtsamkeit, um Patienten dabei zu helfen, negative Gedankenmuster zu erkennen und zu durchbrechen, was zu einer Reduzierung von Rückfällen und einer Verbesserung des allgemeinen psychischen Wohlbefindens führt.

Achtsamkeit und ihr Einfluss auf das Immunsystem

Interessante Forschungsergebnisse gibt es auch im Zusammenhang mit Achtsamkeit und dem Immunsystem. Studien deuten darauf hin, dass regelmäßige Achtsamkeitsübungen das Immunsystem stärken können. Dies geschieht durch die Reduzierung von Stress und Entzündungsreaktionen im Körper, die oft mit einer Vielzahl von Krankheiten verbunden sind. Diese Erkenntnisse legen nahe, dass Achtsamkeit nicht nur die psychische, sondern auch die physische Gesundheit positiv beeinflussen kann.

Langzeitwirkungen der Achtsamkeit

Die Langzeitwirkungen der Achtsamkeitspraxis sind ein weiteres interessantes Forschungsfeld. Studien zeigen, dass Menschen, die über längere Zeit regelmäßig Achtsamkeitsübungen praktizieren, von anhaltenden Verbesserungen in Bezug auf Stress, Angst und allgemeine Lebensqualität berichten. Diese langfristigen Effekte unterstreichen die Bedeutung der Achtsamkeit als eine dauerhafte

Praxis, die tiefgreifende und nachhaltige Veränderungen im Leben eines Individuums bewirken kann.

Kapitel 4

PRAKTISCHE ACHTSAMKEITSTECHNIKEN

Meditation und Atemübungen

Eine der grundlegendsten und am weitesten verbreiteten
Achtsamkeitspraktiken ist die Meditation. Sie bietet einen Rahmen,
um sich zu entspannen, den Geist zu beruhigen und sich auf den
gegenwärtigen Moment zu konzentrieren. Meditation kann in
verschiedenen Formen praktiziert werden, von geführten
Meditationen bis hin zu stiller, selbstständiger Praxis.
Atemübungen sind ein weiterer zentraler Bestandteil der
Achtsamkeitspraxis. Durch bewusstes Atmen – das Beobachten und
Steuern des Atems – können Menschen lernen, ihren Geist zu
beruhigen, Stress abzubauen und einen Zustand tiefer Entspannung
zu erreichen. Diese Techniken sind besonders nützlich, da sie fast
überall und jederzeit praktiziert werden können.

Achtsamkeitsübungen im Alltag

Achtsamkeit muss nicht auf formelle Praktiken wie Meditation
beschränkt bleiben. Sie kann auch in alltäglichen Aktivitäten integriert
werden. Achtsames Essen, Gehen oder sogar Zuhören sind
Möglichkeiten, den gegenwärtigen Moment bewusster zu erleben.
Diese Art der Integration hilft dabei, Achtsamkeit zu einem Teil des
täglichen Lebens zu machen, was zu einer tiefgreifenden und

nachhaltigen Veränderung der Lebensweise führen kann.

Integration von Achtsamkeit in Routinen und Gewohnheiten

Die Integration von Achtsamkeit in tägliche Routinen und
Gewohnheiten kann einen enormen Unterschied im Umgang mit
Stress und im allgemeinen Wohlbefinden machen. Einfache
Praktiken wie achtsames Zähneputzen oder Duschen können helfen,
den Tag mit einem klaren, präsenten Geist zu beginnen. Ebenso kann
das Einbeziehen von Achtsamkeitsmomenten in Arbeitspausen oder
beim Warten in einer Schlange eine Möglichkeit sein, die Praxis in
den Alltag zu integrieren.

Achtsamkeit in der Beziehung zu anderen

Achtsamkeit kann auch in Beziehungen eine wichtige Rolle spielen.
Achtsam in der Kommunikation zu sein, bedeutet, wirklich
zuzuhören und auf das zu achten, was gesagt wird, ohne sofort zu
reagieren oder zu urteilen. Dies fördert tiefere und bedeutungsvollere
Verbindungen und kann helfen, Missverständnisse und Konflikte zu
reduzieren.

Einsatz von Technologie zur Förderung der Achtsamkeit

In der heutigen technologiegetriebenen Welt gibt es viele Tools und
Apps, die bei der Achtsamkeitspraxis unterstützen können. Von
Meditationstimer über Achtsamkeits-Apps bis hin zu Online-Kursen
– die Technologie bietet vielfältige Möglichkeiten, Achtsamkeit zu
lernen und zu üben. Wichtig ist jedoch, die Balance zu finden und
sicherzustellen, dass die Technologie die Achtsamkeitspraxis
unterstützt und nicht ablenkt.

Die Rolle der Achtsamkeit in schwierigen Zeiten

Achtsamkeit kann besonders hilfreich sein, um schwierige
Emotionen und Zeiten zu bewältigen. Durch achtsames Erkennen
und Annehmen von Gefühlen wie Trauer, Wut oder Angst, anstatt
sie zu unterdrücken oder zu vermeiden, können wir lernen, mit
diesen Emotionen auf gesunde Weise umzugehen. Achtsamkeit bietet
Werkzeuge, um diese Gefühle zu beobachten, ohne von ihnen
überwältigt zu werden, und ermöglicht somit eine konstruktivere
Bewältigung.

Achtsamkeit in der Arbeitswelt

Achtsamkeit kann auch am Arbeitsplatz eine wertvolle Ressource
sein. In einer Umgebung, die oft von hohem Stress und Druck
geprägt ist, kann Achtsamkeit dabei helfen, fokussierter, kreativer
und weniger reaktiv zu sein. Einige Unternehmen haben bereits
Achtsamkeitsprogramme eingeführt, die darauf abzielen, das
Wohlbefinden der Mitarbeiter zu verbessern und ein positiveres
Arbeitsumfeld zu schaffen.

Achtsamkeit für Kinder und Jugendliche

Die Vermittlung von Achtsamkeitsfähigkeiten an Kinder und
Jugendliche kann ihnen helfen, besser mit Stress und den
Herausforderungen des Erwachsenwerdens umzugehen. Achtsamkeit
kann die Konzentrationsfähigkeit, emotionale Regulation und das
soziale Verhalten verbessern. Schulen, die Achtsamkeitsprogramme
einführen, berichten oft von einer ruhigeren Atmosphäre und einer
verbesserten Schüler-Lehrer-Beziehung.

Achtsamkeit und Kreativität

Achtsamkeit kann auch die Kreativität fördern. Durch das Beruhigen des Geistes und das Fokussieren auf den gegenwärtigen Moment können neue Ideen und Perspektiven entstehen. Die Praxis der Achtsamkeit ermöglicht es, den mentalen "Autopiloten" zu deaktivieren und Raum für innovative Gedanken und Lösungen zu schaffen.

Anwendung von Achtsamkeit in Stresssituationen

Eine der größten Stärken der Achtsamkeit ist ihre Anwendbarkeit in akuten Stresssituationen. Durch Techniken wie das Fokussieren auf den Atem oder das bewusste Wahrnehmen der eigenen Sinnesempfindungen können Menschen lernen, ihre Stressreaktion in Echtzeit zu regulieren. Dies kann besonders nützlich in Situationen sein, in denen schnelles Handeln oder klare Entscheidungen gefordert sind.

Achtsamkeit und körperliche Gesundheit

Neben den psychologischen Vorteilen hat Achtsamkeit auch positive Auswirkungen auf die körperliche Gesundheit. Praktiken wie achtsames Essen können zu einer besseren Verdauung und einem gesünderen Essverhalten führen. Achtsame Bewegungsformen wie Yoga oder Tai Chi kombinieren körperliche Aktivität mit Achtsamkeitspraxis und können das allgemeine Wohlbefinden verbessern.

Kapitel 5

ACHTSAMKEIT UND STRESSMANAGEMENT

Strategien zur Stressbewältigung durch Achtsamkeit

Achtsamkeit bietet effektive Strategien zur Bewältigung von Stress. Eine Schlüsselstrategie ist das bewusste Wahrnehmen der eigenen Gedanken und Emotionen, ohne sofort zu reagieren. Diese Distanzierung ermöglicht es, stressige Situationen aus einer gelasseneren Perspektive zu betrachten und bewusstere Entscheidungen zu treffen.
Eine weitere wichtige Achtsamkeitstechnik im Stressmanagement ist die Körperwahrnehmung. Durch das bewusste Spüren körperlicher Empfindungen können Stresssignale frühzeitig erkannt und entschärft werden. Dies hilft, eine Überreaktion des Körpers auf Stress zu vermeiden und fördert ein Gefühl der Ruhe und Kontrolle.

Persönliche Erfolgsgeschichten und Fallstudien

In diesem Abschnitt des Kapitels werden inspirierende Geschichten von Menschen präsentiert, die Achtsamkeit erfolgreich zur Stressbewältigung genutzt haben. Diese Fallstudien zeigen die vielfältigen Wege, wie Achtsamkeit in unterschiedlichen Lebenssituationen angewandt werden kann und wie sie das Leben der Menschen positiv verändert hat.

Achtsamkeit in Krisenzeiten

In Zeiten von Krisen und erhöhtem Stress kann Achtsamkeit ein besonders wertvolles Werkzeug sein. Sie hilft, ruhig und zentriert zu bleiben, auch wenn die äußeren Umstände chaotisch oder belastend sind. Achtsamkeitspraktiken ermöglichen es, eine innere Stabilität zu bewahren und dadurch besser auf Herausforderungen reagieren zu können.

Der Einfluss von Achtsamkeit auf die Work-Life-Balance

Achtsamkeit kann auch dabei helfen, eine bessere Work-Life-Balance zu erreichen. Durch die Praxis der Achtsamkeit wird das Bewusstsein für die eigenen Bedürfnisse und Grenzen geschärft. Dies kann dazu beitragen, Überarbeitung zu vermeiden und mehr Zeit und Energie für persönliche Interessen und Beziehungen zu haben.

Achtsamkeitsbasierte Interventionen bei chronischem Stress

Für Menschen, die an chronischem Stress leiden, können achtsamkeitsbasierte Interventionen wie MBSR (Mindfulness-Based Stress Reduction) besonders hilfreich sein. Diese strukturierten Programme bieten einen umfassenden Ansatz, um Achtsamkeit zu lernen und in das tägliche Leben zu integrieren. Sie haben sich als effektiv erwiesen, um langfristig mit Stress umzugehen und die Lebensqualität zu verbessern.

Achtsamkeitspraxis in herausfordernden Berufen

In Berufen, die hohe Stressniveaus aufweisen, wie beispielsweise im Gesundheitswesen, in der Notfallversorgung oder im Bildungsbereich, kann Achtsamkeit eine wichtige Ressource sein. Durch regelmäßige Achtsamkeitsübungen können Fachkräfte lernen, besser mit dem täglichen Druck umzugehen, Burnout vorzubeugen und ihre Arbeitsqualität zu verbessern.

Achtsamkeit und emotionale Intelligenz

Achtsamkeit fördert auch die emotionale Intelligenz, was besonders im Umgang mit Stress hilfreich ist. Durch achtsames Wahrnehmen der eigenen Emotionen und der Emotionen anderer können Konflikte besser verstanden und gelöst werden. Diese Fähigkeit ist sowohl im privaten als auch im beruflichen Kontext von großem Wert.

Die Rolle von Achtsamkeit in der Resilienzbildung

Resilienz, die Fähigkeit, sich von Rückschlägen zu erholen und sich an schwierige Situationen anzupassen, kann durch Achtsamkeit gestärkt werden. Achtsamkeitspraktiken unterstützen die Entwicklung einer positiven Einstellung, fördern Anpassungsfähigkeit und helfen, Krisen als Gelegenheiten zum Wachstum und zur persönlichen Entwicklung zu sehen.

Achtsamkeitsübungen für den Arbeitsplatz

Spezifische Achtsamkeitsübungen können am Arbeitsplatz integriert werden, um Stress zu managen und die Konzentration zu verbessern. Kurze Meditationen zu Beginn eines Arbeitstages oder achtsame Atemübungen während der Pausen können helfen, die Produktivität zu steigern und das Wohlbefinden am Arbeitsplatz zu erhöhen.

Achtsamkeit und Entscheidungsfindung

Achtsamkeit verbessert die Entscheidungsfindung, indem sie eine klarere Wahrnehmung und ein tieferes Verständnis der eigenen Gedanken und Emotionen ermöglicht. Dies führt zu durchdachteren und überlegteren Entscheidungen, insbesondere in stressigen oder komplexen Situationen.

Aufbau einer achtsamen Unternehmenskultur

Eine achtsame Unternehmenskultur, die Wert auf das Wohlergehen der Mitarbeiter legt, kann zu einem positiveren und produktiveren Arbeitsumfeld führen. Unternehmen, die Achtsamkeitstraining und -praktiken einführen, berichten oft von einer verbesserten Teamarbeit, geringeren Fehlzeiten und einer höheren Mitarbeiterzufriedenheit.

Kapitel 6

ACHTSAMKEIT IN VERSCHIEDENEN LEBENSBEREICHEN

Beruf und Karriere

Achtsamkeit kann in der beruflichen Laufbahn eine wichtige Rolle spielen. Sie hilft, mit Arbeitsstress umzugehen, die Produktivität zu steigern und die Arbeitszufriedenheit zu erhöhen. Durch achtsames Handeln können auch zwischenmenschliche Beziehungen am Arbeitsplatz verbessert und ein positiveres Arbeitsumfeld geschaffen werden.

Persönliche Beziehungen und Familie

Auch in persönlichen Beziehungen kann Achtsamkeit einen großen Unterschied machen. Sie fördert effektivere Kommunikation, tieferes Verständnis und mehr Empathie. In Familien kann die gemeinsame Praxis von Achtsamkeit dazu beitragen, Konflikte zu reduzieren und die Bindungen zu stärken.

Achtsamkeit im Umgang mit persönlichen Herausforderungen

Achtsamkeit kann besonders hilfreich sein, um persönliche Herausforderungen wie Lebenskrisen, Krankheiten oder schwierige Lebensübergänge zu bewältigen. Durch die Praxis der Achtsamkeit können Menschen lernen, ihre Situation mit größerer Akzeptanz und Gelassenheit zu betrachten, was zu einer besseren Bewältigung und Anpassung führt.

Achtsamkeit und Lebensstil

Die Integration von Achtsamkeit in den täglichen Lebensstil kann zu einer allgemeinen Verbesserung der Lebensqualität führen. Dazu gehört das bewusste Gestalten von Freizeitaktivitäten, die Auswahl gesunder Ernährung und die Entwicklung eines achtsamen Umgangs mit Körper und Geist.

Achtsamkeit in der Erziehung

Achtsamkeit kann auch in der Erziehung eine positive Rolle spielen. Eltern, die Achtsamkeit praktizieren, können eine ruhigere und geduldigere Haltung gegenüber ihren Kindern entwickeln. Zudem kann Achtsamkeit Kindern helfen, Stress besser zu bewältigen, ihre Konzentration zu verbessern und ein stärkeres Selbstbewusstsein zu entwickeln.

Achtsamkeit und Freizeitgestaltung

Die Art und Weise, wie wir unsere Freizeit verbringen, kann durch Achtsamkeit bereichert werden. Ob bei Hobbys, Sport oder einfach beim Entspannen, achtsames Erleben dieser Aktivitäten kann zu einer tieferen Zufriedenheit und Entspannung führen. Achtsamkeit ermöglicht es, den Moment in seiner vollen Pracht zu erleben und daraus mehr Freude und Erfüllung zu ziehen.

Achtsamkeit in der Selbstfürsorge

Achtsamkeit spielt eine wichtige Rolle in der Selbstfürsorge. Durch achtsames Wahrnehmen der eigenen Bedürfnisse und Gefühle können Menschen lernen, besser für sich selbst zu sorgen. Dies umfasst Aspekte wie ausreichenden Schlaf, gesunde Ernährung, körperliche

Bewegung und Zeit für Entspannung und Erholung.

Achtsamkeit und spirituelle Praxis

Für viele Menschen ist Achtsamkeit auch ein Teil ihrer spirituellen Praxis. Sie kann helfen, ein tieferes Verständnis des Lebens und der eigenen Existenz zu entwickeln. Unabhängig von der spezifischen religiösen oder spirituellen Ausrichtung kann Achtsamkeit eine tiefere Verbindung mit dem eigenen inneren Selbst und der umgebenden Welt fördern.

Kapitel 7

HERAUSFORDERUNGEN UND KRITIK AN ACHTSAMKEIT

Häufige Missverständnisse und Kritikpunkte

Obwohl Achtsamkeit viele Vorteile bietet, gibt es auch Kritik und Missverständnisse bezüglich ihrer Praxis. Ein häufiger Kritikpunkt ist die Kommerzialisierung der Achtsamkeit, die ihre ursprünglichen spirituellen und philosophischen Wurzeln vernachlässigt. Einige Kritiker behaupten auch, dass Achtsamkeit als "Allheilmittel" für verschiedene Probleme dargestellt wird, was zu unrealistischen Erwartungen führen kann.

Umgang mit Schwierigkeiten bei der Achtsamkeitspraxis

Die Praxis der Achtsamkeit kann anfangs schwierig sein. Viele Menschen erleben Frustration, weil sie Schwierigkeiten haben, ihre Gedanken zu beruhigen oder konstant bei der Praxis zu bleiben. Es ist wichtig zu verstehen, dass dies ein normaler Teil des Lernprozesses ist und dass Achtsamkeit eine Fähigkeit ist, die mit der Zeit und Übung entwickelt wird.

Die Balance zwischen Achtsamkeit und aktiver Problemlösung

Ein weiteres Thema, das oft diskutiert wird, ist die Frage, wie Achtsamkeit mit aktiven Problemlösungsstrategien in Einklang gebracht werden kann. Während Achtsamkeit hilft, Situationen mit größerer Gelassenheit und Akzeptanz zu begegnen, ist es ebenso wichtig, aktive Schritte zur Lösung von Problemen zu unternehmen. Die Herausforderung besteht darin, eine Balance zwischen Akzeptanz des Momentes und dem Ergreifen von Maßnahmen zur Verbesserung der Situation zu finden.

Achtsamkeit und kulturelle Aneignung

Ein weiterer Kritikpunkt betrifft die kulturelle Aneignung von Achtsamkeitstechniken. Einige Kritiker weisen darauf hin, dass Achtsamkeitspraktiken oft aus ihrem ursprünglichen kulturellen und religiösen Kontext gelöst und kommerzialisiert werden. Es ist wichtig, die Ursprünge und Traditionen der Achtsamkeitspraxis zu respektieren und zu würdigen, während sie in einem modernen Kontext angewandt wird.

Achtsamkeit und psychische Gesundheit
Obwohl Achtsamkeit positive Auswirkungen auf die psychische Gesundheit haben kann, ist sie kein Ersatz für professionelle psychologische Hilfe bei ernsthaften psychischen Erkrankungen. In einigen Fällen kann die intensive Konfrontation mit eigenen Gedanken und Gefühlen in der Achtsamkeitspraxis herausfordernd sein und sollte daher mit Unterstützung eines Fachmanns angegangen werden.

Achtsamkeit in der Bildung und Forschung

In Bildungs- und Forschungseinrichtungen wird Achtsamkeit zunehmend populär, was jedoch auch Fragen aufwirft. Kritiker betonen die Notwendigkeit einer sorgfältigen und kritischen Bewertung der Wirksamkeit von Achtsamkeitsprogrammen in Schulen und Universitäten. Es ist wichtig, dass solche Programme auf soliden wissenschaftlichen Erkenntnissen basieren und individuell an die Bedürfnisse der Lernenden angepasst werden.

Die Herausforderung der Achtsamkeitspraxis im digitalen Zeitalter

In unserer heutigen, schnelllebigen digitalen Welt kann die Aufrechterhaltung einer konsequenten Achtsamkeitspraxis eine Herausforderung darstellen. Die ständige Präsenz von Technologie und sozialen Medien kann ablenkend wirken und es schwierig machen, sich auf den gegenwärtigen Moment zu konzentrieren. Es ist wichtig, Strategien zu entwickeln, um diese Ablenkungen zu minimieren und die Vorteile der Achtsamkeit voll auszuschöpfen.

Achtsamkeit und soziale Gerechtigkeit

Einige Kritiker haben darauf hingewiesen, dass Achtsamkeit in Bezug auf soziale und politische Themen neutral sein kann, was sie als Mangel an Engagement für soziale Gerechtigkeit interpretieren. Es wird argumentiert, dass Achtsamkeit auch als Werkzeug zur Förderung von Mitgefühl und sozialem Bewusstsein eingesetzt werden sollte, um nicht nur das individuelle, sondern auch das kollektive Wohlbefinden zu verbessern.

Kapitel 8

AUSBLICK UND ZUKUNFT VON ACHTSAMKEIT

Trends und zukünftige Entwicklungen

Die Achtsamkeitspraxis entwickelt sich stetig weiter und wird voraussichtlich in verschiedenen Bereichen der Gesellschaft weiter an Bedeutung gewinnen. Trends wie die Integration von Achtsamkeit in Technologie, Bildung und Unternehmen zeigen, dass diese Praxis zunehmend als wichtiges Werkzeug für das Wohlbefinden und die persönliche Entwicklung angesehen wird.

Abschließende Gedanken und Anregungen

Abschließend werden Überlegungen und Anregungen für die Leser präsentiert, wie sie Achtsamkeit in ihrem eigenen Leben integrieren und davon profitieren können. Dazu gehören Tipps für die tägliche Praxis, Ressourcen für weiterführende Informationen und Ermutigungen, die eigene Achtsamkeitsreise fortzusetzen.

Achtsamkeit und digitale Innovationen

Die Zukunft der Achtsamkeit wird zunehmend von digitalen Innovationen geprägt. Apps und Online-Plattformen, die Achtsamkeitsmeditationen und -übungen anbieten, werden immer beliebter. Es ist wahrscheinlich, dass virtuelle Realität (VR) und andere technologische Fortschritte neue und immersive Wege bieten werden, Achtsamkeit zu erleben und zu praktizieren.

Achtsamkeit in einer globalen Perspektive

Mit der wachsenden Globalisierung wird Achtsamkeit auch international an Bedeutung gewinnen. Dies bietet die Möglichkeit, Achtsamkeitspraktiken aus verschiedenen Kulturen zu lernen und zu integrieren, was zu einem reichhaltigeren und diversifizierteren Verständnis der Achtsamkeit führen kann.

Die Rolle der Achtsamkeit in der nachhaltigen Entwicklung

Achtsamkeit könnte eine Schlüsselrolle in der Förderung nachhaltiger Entwicklung spielen. Durch achtsames Bewusstsein für unsere Umwelt und unsere Handlungen können wir zu einem verantwortungsvolleren Umgang mit natürlichen Ressourcen beitragen und eine nachhaltigere Zukunft fördern.

Achtsamkeit und die Entwicklung künstlicher Intelligenz

Mit dem Fortschritt in der künstlichen Intelligenz (KI) ergeben sich neue Möglichkeiten und Herausforderungen für die Praxis der Achtsamkeit. Einerseits könnte KI dazu beitragen, personalisierte Achtsamkeits- und Meditationsprogramme zu entwickeln, die auf die individuellen Bedürfnisse der Nutzer zugeschnitten sind. Andererseits stellt sich die Frage, wie Achtsamkeit in einer zunehmend von Technologie dominierten Welt aufrechterhalten und gefördert werden kann.

Die Rolle der Achtsamkeit in der Gesundheitsvorsorge

Es ist zu erwarten, dass Achtsamkeit eine noch größere Rolle in der Gesundheitsvorsorge spielen wird. Angesichts der zunehmenden Beweise für ihre positiven Auswirkungen auf die mentale und physische Gesundheit könnten Achtsamkeitsprogramme zu einem integralen Bestandteil präventiver Gesundheitsmaßnahmen und therapeutischer Behandlungen werden.

Achtsamkeit und Bildungssysteme

In Bildungssystemen weltweit könnte die Integration von Achtsamkeit zunehmen, um Schülern und Studenten zu helfen, mit Stress umzugehen, die Konzentration zu verbessern und das soziale Bewusstsein zu fördern. Dies würde nicht nur die individuelle Entwicklung unterstützen, sondern auch zu einem positiveren und effektiveren Lernumfeld beitragen.

Kapitel 9

ACHTSAMKEITSÜBUNGEN

Übung 1: Achtsames Atmen

- Ziel: Bewusstsein für den Atem entwickeln, um Ruhe und Fokus zu fördern.
- Schritte:
1. Setzen oder legen Sie sich in eine bequeme Position.
2. Schließen Sie die Augen und konzentrieren Sie sich auf Ihren Atem.
3. Beobachten Sie, wie Ihr Atem ein- und ausströmt.
4. Wenn Ihre Gedanken abschweifen, lenken Sie Ihre Aufmerksamkeit sanft zurück auf Ihren Atem.
5. Praktizieren Sie dies für 5-10 Minuten täglich.

Übung 2: Achtsames Gehen

*   Ziel: Präsenz und Bewusstsein im Gehen fördern.
*   Schritte:
    1. Wählen Sie einen ruhigen Ort zum Gehen.
    2. Konzentrieren Sie sich auf das Gefühl Ihrer Füße, die den Boden berühren.
    3. Nehmen Sie die Bewegung Ihrer Beine und Arme wahr.
    4. Wenn Ihre Gedanken abschweifen, bringen Sie Ihre Aufmerksamkeit zurück zu den Empfindungen des Gehens.
    5. Setzen Sie dies für 10-15 Minuten fort.

Übung 3: Achtsames Zuhören

*   Ziel: Kommunikationsfähigkeit und Empathie verbessern.
*   Schritte:
    1. Hören Sie einem Gesprächspartner ohne Unterbrechung zu.
    2. Vermeiden Sie es, Ihre Antwort zu planen, während der andere spricht.
    3. Achten Sie auf nonverbale Signale und die Emotionen hinter den Worten.
    4. Wiederholen Sie in Ihren eigenen Worten, was gesagt wurde, um sicherzustellen, dass Sie es verstanden haben.

Übung 4: Achtsames Essen

- Ziel: Bewusstsein für den Akt des Essens erhöhen und Genuss steigern.
- Schritte:
1. Beginnen Sie jede Mahlzeit, indem Sie kurz innehalten und das Essen betrachten.
2. Riechen Sie an Ihrem Essen und nehmen Sie die verschiedenen Aromen wahr.
3. Essen Sie langsam und konzentrieren Sie sich auf jeden Bissen.
4. Beachten Sie die Textur, den Geschmack und das Gefühl des Essens im Mund.
5. Denken Sie über die Herkunft der Zutaten und die Arbeit, die in die Zubereitung geflossen ist, nach.

Übung 5: Achtsame Körperwahrnehmung

- Ziel: Verbindung zum eigenen Körper stärken und Spannungen abbauen.
- Schritte:
1. Finden Sie einen ruhigen Ort und eine bequeme Position.
2. Schließen Sie die Augen und atmen Sie tief ein und aus.
3. Beginnen Sie an der Spitze Ihres Kopfes und arbeiten Sie sich langsam nach unten durch.
4. Nehmen Sie jede Körperregion bewusst wahr und entspannen Sie bewusst angespannte Bereiche.
5. Verbringen Sie 5-10 Minuten mit dieser Übung.

Übung 6: Achtsame Dankbarkeitspraxis

•	Ziel: Positivität und Wertschätzung im Alltag fördern.
•	Schritte:
1.	Nehmen Sie sich täglich Zeit, um über Dinge nachzudenken, für die Sie dankbar sind.
2.	Schreiben Sie drei Dinge auf, die an diesem Tag positiv waren.
3.	Betrachten Sie, warum diese Dinge geschehen sind und wie sie Ihr Leben bereichern.
4.	Teilen Sie Ihre Dankbarkeit mit anderen, wenn möglich.

Übung 7: Achtsame Pause

•	Ziel: Kurze mentale Auszeit während des Tages.
•	Schritte:
1.	Setzen Sie sich für ein paar Minuten an einen ruhigen Ort.
2.	Schließen Sie die Augen und konzentrieren Sie sich auf den gegenwärtigen Moment.
3.	Nehmen Sie Ihre Umgebung wahr – Geräusche, Gerüche, die Luft auf Ihrer Haut.
4.	Kehren Sie mit einem tieferen Gefühl der Präsenz in Ihre Aktivitäten zurück.

Übung 8: Achtsames Duschen

•	Ziel: Die tägliche Routine der Dusche bewusster erleben.
•	Schritte:
1.	Konzentrieren Sie sich auf das Gefühl des Wassers auf Ihrer Haut.
2.	Beobachten Sie die Gerüche des Duschgels oder Shampoos.
3.	Nehmen Sie jeden Moment bewusst wahr, anstatt durch die Routine zu eilen.

Übung 9: Achtsames Hören

•	Ziel: Verbesserung der Aufmerksamkeit und des Zuhörens.
•	Schritte:
1.	Hören Sie auf die Geräusche in Ihrer Umgebung, ohne sie zu bewerten.
2.	Versuchen Sie, die Quelle und die Art jedes Geräusches zu identifizieren.
3.	Praktizieren Sie dies für einige Minuten, um Ihre Hörwahrnehmung zu schärfen.

Übung 10: Achtsames Fühlen

- Ziel: Steigerung der körperlichen Wahrnehmung und des Bewusstseins.
- Schritte:
1. Berühren Sie verschiedene Gegenstände und achten Sie auf ihre Textur.
2. Schließen Sie dabei die Augen, um die Sinneseindrücke zu intensivieren.
3. Konzentrieren Sie sich auf das Empfinden in Ihren Händen und Fingern.

Kapitel 10

ACHTSAMKEITSCHECKLISTEN

Checkliste 1: Tägliche Achtsamkeitsroutine

- **Morgens:** Beginnen Sie den Tag mit einer kurzen Meditation oder Atemübung.

- **Während der Arbeit:** Nehmen Sie sich kurze Pausen für achtsame Momente, z. B. durch achtsames Atmen oder bewusstes Wahrnehmen der Umgebung.

- **Mahlzeiten:** Essen Sie mindestens eine Mahlzeit pro Tag achtsam – konzentrieren Sie sich auf den Geschmack, die Textur und das Erlebnis des Essens.

- **Abends:** Reflektieren Sie kurz über Ihren Tag und notieren Sie drei Dinge, für die Sie dankbar

Checkliste 2: Achtsamkeit im Berufsleben

- Beginnen Sie Meetings mit einer Minute der Stille, um sich zu zentrieren.

- Verwenden Sie Erinnerungen oder Apps, um regelmäßige Achtsamkeitspausen einzuplanen.

- Reagieren Sie auf Herausforderungen und Stress am Arbeitsplatz mit einigen tiefen, bewussten Atemzügen.

- Üben Sie achtsame Kommunikation mit Kollegen und Vorgesetzten.

Checkliste 3: Achtsamkeit in stressigen Situationen

- Nehmen Sie bei Stresssymptomen einen Moment Zeit, um bewusst zu atmen.

- Erkennen Sie stressige Gedanken an, ohne sich von ihnen mitreißen zu lassen.

- Nutzen Sie kurze Spaziergänge oder Bewegung, um den Geist zu klären.

- Setzen Sie Achtsamkeits-Apps ein, um kurze Meditationen oder geführte Entspannungsübungen durchzuführen.

Checkliste 4: Achtsamkeit im Umgang mit Emotionen

- Achten Sie auf emotionale Reaktionen und akzeptieren Sie sie, ohne zu urteilen.

- Wenn Sie starke Emotionen erleben, pausieren Sie und atmen Sie tief durch.

- Versuchen Sie, die Ursachen Ihrer Emotionen zu verstehen, anstatt sofort zu reagieren.

- Nutzen Sie Tagebücher oder Apps, um Ihre emotionalen Erlebnisse zu reflektieren.

Checkliste 5: Achtsamkeit in der Natur

- Verbringen Sie täglich Zeit im Freien und beobachten Sie die Natur.

- Achten Sie auf die verschiedenen Farben, Formen und Geräusche um Sie herum.

- Üben Sie achtsames Atmen, während Sie in der Natur sind.

  Versuchen Sie, die Schönheit und Ruhe der Natur in sich aufzunehmen.

Checkliste 6: Achtsamkeit bei der Arbeit

- Beginnen Sie Ihren Arbeitstag mit einem klaren Ziel oder einer Intention.

- Vermeiden Sie Multitasking und konzentrieren Sie s ich auf eine Aufgabe nach der anderen.

- Nehmen Sie regelmäßige Pausen, um den Geist zu entspannen und zu erfrischen.

- Schließen Sie den Arbeitstag mit einer kurzen Reflexion über die erreichten Ziele ab.

Checkliste 7: Achtsamkeit im Umgang mit Technologie

- Setzen Sie bewusste Grenzen für die Nutzung von Technologie.

- Vermeiden Sie das ständige Überprüfen von E-Mails oder sozialen Medien.

- Nutzen Sie Technologie bewusst und mit einem klaren Zweck.

- Schaffen Sie technologiefreie Zeiten, insbesondere vor dem Schlafengehen.

Checkliste 8: Achtsamkeit und körperliche Bewegung

- Integrieren Sie achtsame Bewegungsformen wie Yoga oder Tai Chi in Ihren Alltag.

- Achten Sie während des Trainings auf die Bewegungen und Empfindungen Ihres Körpers.

- Nutzen Sie die Bewegung als eine Möglichkeit, Stress abzubauen und sich zu zentrieren.

- Beenden Sie jede Trainingseinheit mit einigen Momenten der Ruhe und Reflexion.

Checkliste 9: Achtsamkeit und gesunde Ernährung

- Wählen Sie Lebensmittel bewusst aus und achten Sie auf deren Qualität und Herkunft.

- Essen Sie langsam und genießen Sie jeden Bissen.

- Vermeiden Sie das Essen vor dem Fernseher oder Computer.

- Hören Sie auf die Signale Ihres Körpers bezüglich Hunger und Sättigung.

Checkliste 10: Achtsamkeit vor dem Schlafengehen

- Schaffen Sie eine entspannende Abendroutine, die Achtsamkeitsübungen einschließt.
- Vermeiden Sie Bildschirmzeit mindestens eine Stunde vor dem Schlafengehen.
- Führen Sie eine kurze Meditations- oder Atemübung durch, um den Geist zu beruhigen.
- Reflektieren Sie über den Tag und lassen Sie bewusst alle Sorgen los

SCHLUSSWORT

Liebe Leserinnen und Leser,
während wir gemeinsam das Ende dieses Buches erreichen, möchte
ich Ihnen für Ihre Zeit und Ihr Engagement danken. Sie haben sich
auf eine bedeutungsvolle Reise begeben – eine Reise der
Achtsamkeit, die Ihnen geholfen hat, die Kunst des bewussten
Lebens zu entdecken und zu verstehen, wie Sie Stress in Ihrem Alltag
wirksam bewältigen können.

Achtsamkeit ist mehr als nur eine Technik; es ist eine Lebensweise.
Sie lädt uns ein, jeden Moment vollständig zu erleben, unsere
Gedanken und Gefühle ohne Urteil zu akzeptieren und unser Leben
mit einer Haltung der Offenheit und Neugier zu gestalten. Indem Sie
die Praktiken und Konzepte, die in diesem Buch vorgestellt wurden,
in Ihren Alltag integrieren, öffnen Sie die Tür zu einem ruhigeren,
ausgeglicheneren und erfüllteren Leben.

Denken Sie daran, dass Achtsamkeit eine Praxis ist, die Geduld und
fortwährendes Engagement erfordert. Es wird Tage geben, an denen
es einfacher ist, achtsam zu sein, und andere, an denen es eine
Herausforderung darstellt. Seien Sie nachsichtig mit sich selbst und
erkennen Sie an, dass jeder Schritt auf diesem Weg, ob groß oder
klein, ein Fortschritt ist.

Ich hoffe, dieses Buch dient Ihnen als nützliche Ressource und als
ständiger Begleiter auf Ihrem Weg. Möge die Reise der Achtsamkeit,
die Sie begonnen haben, weiterhin Licht in Ihr Leben bringen und
Ihnen helfen, die Stürme des Alltags mit Gelassenheit und Stärke zu
meistern.

In Dankbarkeit und mit besten Wünschen für Ihre achtsame Reise,
Stefan Kronas

www.ingramcontent.com/pod-product-compliance
Lightning Source LLC
Chambersburg PA
CBHW070745260726
48660CB00007B/2988